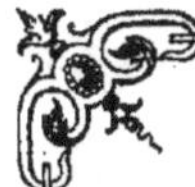

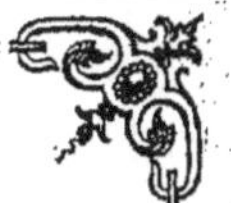

ÉTUDE PRATIQUE

SUR LES

CICATRICES VACCINALES

Par le Docteur PAUL LALAGADE

> Les cicatrices de première vaccine, les plus nombreuses, les plus profondes, les plus larges, les plus irréprochables, répondent aux plus grandes aptitudes vaccino-varioliques;
>
> Plus on a d'aptitude pour la petite vérole, pour la vaccine, son équivalent, et plus on est sujet à la *récidive* vaccino-variolique...
>
> Conclusion : La revaccination, utile à tous, est d'autant plus *nécessaire* que les vaccinés portent des cicatrices et plus nombreuses et plus belles.
>
> **Axiome pratique.**

ALBI
IMPRIMERIE HENRI AMALRIC
1887

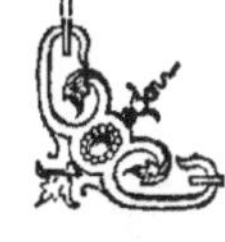

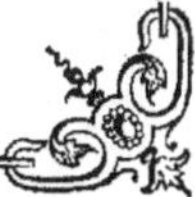

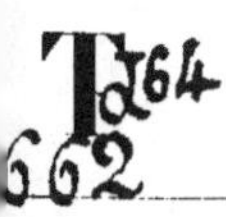

ÉTUDE PRATIQUE

SUR LES

CICATRICES VACCINALES

ÉTUDE PRATIQUE

SUR LES

CICATRICES VACCINALES

Par le Docteur PAUL LALAGADE

Directeur de la Vaccine pour le département du Tarn,
Chirurgien en chef des Hospices,
Président de l'Association des Médecins de l'arrondissement d'Albi,
Chevalier de la Légion d'honneur.

Les cicatrices de première vaccine, les plus nombreuses, les plus profondes, les plus larges, les plus irréprochables, répondent aux plus grandes aptitudes vaccino-varioliques ;

Plus on a d'aptitude pour la petite vérole, pour la vaccine, son équivalent, et plus on est sujet à la *récidive* vaccino-variolique...

Conclusion : La revaccination, utile à tous, est d'autant plus *nécessaire* que les vaccinés portent des cicatrices et plus nombreuses et plus belles.

Axiome pratique.

ALBI
IMPRIMERIE HENRI AMALRIC
1887

ÉTUDE PRATIQUE

SUR LES

CICATRICES VACCINALES

Dans les premières années de nos études et de notre pratique vaccinales, nous partagions complètement l'opinion du corps médical, qui pensait que les vaccinés qui portaient le plus grand nombre de cicatrices, relativement au nombre des piqûres, des cicatrices bien accentuées, larges, profondes, irréprochables, étaient les mieux préservés de la petite vérole.

Dans les lycées, dans les collèges, dans les pensions, dans les hôpitaux, etc., on n'opérait la revaccination, après inspection des bras, que chez les sujets porteurs d'une, de deux cicatrices, de cicatrices peu apparentes, de cicatrices douteuses ; on ne revaccinait jamais un sujet porteur de nombreuses et belles cicatrices.

Dans nos revaccinations, dans nos conseils aux familles, aux chefs d'établissements, nous tenions la même conduite.

Comme nos confrères, nous pensions qu'il était de bonne logique, qu'il était naturel de ne pas procéder à une opération supplémentaire, lorsque la première avait donné, en apparence, tous les résultats désirés.

La doctrine, basée sur la théorie spéculative, disait : plus la vaccination a été belle, plus elle a été active, et plus la préservation variolique est certaine, ou tout au moins plus probable.

Toutes les apparences étaient en faveur de cette opinion, et, naturellement, la pratique suivait les inspirations de la science spéculative.

Et cependant, la science, et nous tous vaccinateurs, nous étions dans une erreur profonde. La vérité se trouvait dans une doctrine diamétralement opposée. — Pourquoi ?

Parce que la doctrine ne reposait alors que sur des données théoriques, que sur un raisonnement qui manquait par la base fondamentale, par l'observation des faits ;

Parce que la logique des faits est bien supérieure, bien plus certaine que la logique des idées ;

Parce que la nature a des secrets que la raison humaine est souvent impuissante à pénétrer, et que l'observation seule découvre, *à son heure.*

Nous le disions dans notre dernière publication (1881), et avec une juste raison :

« Dans nos mémoires manuscrits, dans nos publications, « nous avons toujours pris pour base fondamentale l'ob- « servation. Les faits et les faits seuls font les vraies doc-

« trines, les doctrines qui font les bonnes pratiques. Elles « seules restent debout, malgré le temps, qui ne fait que « les consacrer, malgré toutes les hostilités, qui s'écroulent « autour d'elles les unes après les autres. »

Dans notre étude actuelle, et d'accord avec nos habitudes antécédentes, nous donnons la parole à l'observation, aux faits nombreux de notre expérience, aux faits consciencieusement et longuement contrôlés.

Nous n'écrivons point ici des prémices; nous ne discutons point; nous ne faisons pas de théorie spéculative : nous laissons à nos nombreuses observations, religieusement recueillies, le soin et le droit bien légitime de conclure, et de formuler la doctrine sur les différents degrés de l'échelle d'aptitude vaccino-variolique, par la valeur des cicatrices vaccinales.

Les faits sont comme les chiffres, ils sont brutaux; il faut les admettre tels qu'ils sont.

Et d'ailleurs, si nous abandonnions un instant la logique irréfutable des faits, nous pourrions invoquer, ici, la logique des théories spéculatives en faveur de notre doctrine, que nous soumettons, à nouveau, et avec une entière confiance, au jugement, et surtout à l'expérience de MM. les Vaccinateurs.

Il est une loi admise par tous les hygiénistes et par tous les pathologistes, que chaque organisation humaine a ses tendances individuelles, ses aptitudes plus ou moins grandes pour contracter telle ou telle maladie, sporadique, contagieuse ou épidémique. N'est-il pas d'une observation générale qu'il y a des individus qui contractent toutes les maladies épidémiques régnantes dans un pays; qu'il y a des individus qui, avec une aptitude spéciale, sont atteints plusieurs fois de la même maladie infectieuse, quand des épidémies de même nature viennent à sévir dans la localité qu'ils habitent; tandis qu'il y a des individus privilégiés qui sont réfractaires à toute contagion?...

Il est une seconde loi aussi naturelle, aussi vraie en hygiène, c'est que les individualités doivent employer les meilleurs moyens préservatifs contre les maladies pour lesquelles elles ont le plus d'aptitude et aux récidives desquelles elles sont conséquemment les plus sujettes; les meilleurs moyens sont ceux qui leur ont déjà réussi.

C'est là la grande loi des récidives et des traitements prophylactiques.

Et n'est-il pas de vérité pour tous, que la vaccine est le meilleur et l'unique moyen de préservation contre la petite vérole, cette épouvantable et hideuse maladie?

La seule conclusion à tirer ici est donc que plus une organisation a une prédisposition pour contracter la petite vérole, plus elle est sujette à la récidive variolique, et plus elle doit employer le moyen prophylactique par excellence, la vaccine.

Dans les premiers temps de nos opérations vaccinales, dans la période de 1840 à 1850, nous avions noté deux observations importantes :

Toutes les mères de famille pensent que leurs enfants sont d'autant plus préservés de la petite vérole que toutes les piqûres donnent des boutons, et des boutons plus développés. Nous devons dire ici que, comme tous les vaccinateurs du Tarn, nous faisons, en général, trois piqûres vaccinales à chaque bras.

Bien des mères de famille rapportaient, comme elles le font encore souvent, à nos vaccinations hebdomadaires, leurs enfants, en nous disant : « Nous sommes bien malheureuses; la vaccine n'a pas *pris*. Nos enfants ne portent « qu'*un*, que *deux* boutons sur six piqûres, que de *petits* « boutons. Nous vous supplions de les vacciner de nouveau, « pour les préserver, plus sûrement, de la petite vérole... »

Nous leur avons toujours donné satisfaction, soit pour calmer les sollicitudes maternelles, soit dans l'intérêt de notre instruction personnelle : nous voulions savoir, à cette époque, comme nous l'écrivions dans un long mémoire (1850), à l'Académie de médecine, sur *la nécessité de la revaccination*, si un, deux boutons détruisaient l'aptitude vaccino-variolique moins accentuée, comme six boutons, sur six piqûres, donnaient satisfaction à des aptitudes vaccino-varioliques plus grandes. Toujours notre deuxième vaccination hebdomadaire a été négative.

D'un autre côté, dans nos revaccinations, nous constations que la vaccine supplémentaire nous donnait de meilleurs résultats, plus de succès, chez les vaccinés qui portaient de nombreuses et belles cicatrices que chez les vaccinés qui ne portaient qu'une, deux cicatrices, ou des cicatrices peu accentuées.

Si on rapproche ces deux faits d'observation, on constate une corrélation frappante. Ils démontrent deux vérités : le vacciné porteur d'un petit nombre de boutons, d'un seul bouton sur six piqûres vaccinales, de boutons peu développés, mais bien caractéristiques de vaccine, est aussi préservé que le vacciné porteur d'autant de boutons que de piqûres, de boutons très développés, irréprochables. La vaccine, dans les différents degrés de son action, donne une égale et entière préservation variolique, *pour le moment*, aux deux différentes aptitudes secondaires. Mais, dans l'avenir, le vacciné qui témoigne, par le nombre et la beauté des cicatrices vaccinales, le plus d'aptitude pour la vaccine et pour la petite vérole, son équivalent, est plus sujet aux récidives vaccino-varioliques; c'est là le fait de son organisation plus facilement impressionnable par le principe infectieux générateur de la variole.

Ainsi, on a vu des individus, qui, vaccinés enfants, étaient atteints, adultes, de petite vérole; qui, anciens vaccinés, anciens varioleux, étaient, surtout en temps d'épidémie, frappés de récidive variolique, quelquefois même de nature confluente. Nous en avons cité plusieurs exemples, dans nos publications antécédentes; nous nous contentons de rappeler, ici, l'observation la plus saisissante : un individu, natif du canton de Monestiés, avait été atteint, dans sa jeunesse, de petite vérole confluente, qui lui avait fait perdre un œil; en 1870, et dans le canton d'Albi, il fut atteint de récidive variolique très grave qui le rendit aveugle.

Ce fait a été très connu par notre population, attendu que ce malheureux infirme, deux fois victime de sa grande aptitude variolique, a fait une demande de secours à ses enfants, devant le tribunal civil de notre ville.

C'est dans ces circonstances que la vaccination, que la revaccination opérées en temps opportun rendent d'admirables services. C'est pour cette catégorie de grandes aptitudes vaccino-varioliques que nous avons surtout conseillé, dans nos *Études sur la Revaccination* (1856), la vaccine supplémentaire, chaque *cinq années*, et renouvelée *toujours* en temps d'épidémie.

Que de victimes auraient pu échapper à une mort affreuse, à des infirmités misérables, si elles s'étaient placées sous la toute-puissante égide de l'infaillible préservation vaccinale!

Là se trouve la clef des différentes aptitudes, chez les différentes organisations, pour les récidives vaccino-varioliques. C'est là l'explication des différentes dispositions natives.

C'est là que se trouve la cause évidente des succès, plus grands, plus nombreux chez les vaccinés qui portent le plus grand nombre de cicatrices, les cicatrices les plus belles, les plus irréprochables.

Mais laissons la parole à l'expérience, que nous invoquerons plus tard dans nos conclusions pratiques.

Nous devons à la vérité, nous devons à notre franchise habituelle d'avouer que, quoique vivement impressionné par ces observations, notre esprit ne chercha pas à connaître, à cette même époque, à approfondir la cause *première* de ces faits.

Le temps et surtout l'opiniâtreté de nos études expérimentales sur les différentes questions vaccinales ne tardèrent point à nous faire utiliser, dans l'intérêt de la propagation de la vaccine, ce premier filon que nous avions découvert, sans en apprécier tout d'abord l'importance et la richesse.

Dès le commencement de notre deuxième étape vaccinale, si nous pouvons nous exprimer ainsi, de 1850 jusqu'à aujourd'hui, nous avons eu la satisfaction de voir grandir en nombre et en importance nos opérations de vaccine supplémentaire ; nous avons vu grossir, chaque année, le chiffre de nos observations ; nous avons vu s'agrandir, par les faits, le cadre de nos inductions pratiques. Nos efforts constants et de toute nature auprès de nos populations ont été couronnés d'un plein succès.

Progressivement, lors de nos vaccinations hebdomadaires, la revaccination a été acceptée et même demandée.

Grâce à nos démarches, grâce à la coopération active de nos confrères, la deuxième vaccination a été propagée dans tous les établissements de notre ville : au lycée, à l'école normale, dans les pensions, dans les couvents, etc. Chaque année, et au printemps, nous avons revacciné tout le personnel de notre hôpital, et plus particulièrement les orphelins, les orphelines, nos malades civils et surtout les malades militaires. Là, et dans d'excellentes conditions, nous avons pu contrôler facilement toutes nos opérations de vaccine supplémentaire, soit par rapport aux différents âges, soit par rapport au nombre et à la beauté des cicatrices.

En 1852, 1853, 1854, 1855, 1856, nous avons eu la bonne fortune, grâce à la bienveillante sympathie de nos confrères de l'armée, en garnison à Albi, et avant l'année 1857, où la revaccination est devenue obligatoire pour les jeunes soldats, de revacciner officieusement beaucoup de militaires.

Nous devons à l'amitié de notre excellent et regretté confrère le docteur Azaïs, aide-major au 92e régiment de ligne, d'avoir pu revacciner tout un bataillon, en garnison à Albi. Nous relations ainsi, dans nos *Études théoriques et expérimentales sur le virus vaccin d'enfant et de revacciné* (septembre 1858), cette revaccination importante :

« En 1857, nous avons revacciné avec notre honorable « confrère M. le docteur Azaïs, aide-major au 92e régiment « de ligne, le premier bataillon, en détachement dans « notre ville, sur l'ordre officiel que M. Michel Levy, ins- « pecteur du service de santé des armées, voulut bien « donner, sur notre prière, au commandant de place, le « 3 juillet de la même année. Nous avons fait connaître « les magnifiques résultats que nous avons obtenus, dans « un mémoire que nous avons adressé à l'institut et à « l'académie impériale de médecine, intitulé : *Épidémie de « petite vérole à Albi, revaccination du premier bataillon « du 92e de ligne, inviolabilité de la revaccination.* Presque « toutes ces revaccinations furent pratiquées avec du virus « vaccin de *revacciné* et eurent, pour résultat, plus d'un « tiers des succès. »

Ce sont les résultats remarquables que nous constatâmes dans cette nombreuse et importante revaccination, qui ouvrirent devant nous l'horizon doctrinal sur la valeur des cicatrices vaccinales.

Cette revaccination *officielle* avait été précédée d'autres revaccinations militaires, que nous avions opérées de concert avec le docteur Azaïs, moins nombreuses, non *officielles*, mais aussi démonstratives.

Ce sont ces dernières et heureuses circonstances qui ont été les plus favorables à nos études expérimentales. Elles nous ont permis d'arriver sûrement, définitivement, à des conclusions certaines. En effet, nous revaccinions toujours à côté des cicatrices de première vaccine, nous revaccinions d'anciens varioleux, ce que nous n'avions jamais pu obtenir jusque-là dans nos revaccinations civiles. Nos constatations obtinrent des résultats qui étaient d'une grande régularité et d'une précision mathématique. Aucun revacciné ne manquait à l'appel. C'est alors seulement qu'il nous fut possible de contrôler, d'une manière constante, le jour et l'heure fixés, les résultats obtenus. Nous notions le nombre et les caractères des anciennes cicatrices, le nombre et la valeur des nouvelles pustules; et c'est à la suite de ces constatations que la lumière éclata pour nous. Il nous fut dès lors permis d'établir, par l'observation, par le rayonnement et la logique des faits, notre grande, notre importante doctrine, qui était complètement opposée à l'opinion généralement admise, opinion erronée, et que nous avions partagée nous-même, à savoir : que l'immunité varioleuse pour les vaccinés était d'autant plus grande, d'autant plus probable, que la première vaccine avait laissé des traces et plus nombreuses et plus profondes.

En 1856, dans notre publication : *Études sur la Revaccination* (Albi, 1856), nous disions, pages 33, 34 : « Dans nos

« études expérimentales sur la revaccination, nous avons « noté un fait qui a, suivant nous, une haute importance « dans la pratique vaccinale. Nous avons constaté que la « vaccine supplémentaire a plus de chance de succès chez « les vaccinés qui ont un plus grand nombre de cicatri- « ces, des cicatrices profondes de première vaccine, que « chez les sujets qui n'en portent qu'une, deux, que des « cicatrices légères, douteuses.

« L'aptitude plus prononcée, certifiée par le nombre, par « le développement des boutons de vaccine, dénote, sui- « vant nos observations, une plus grande aptitude vaccino- « variolique, et, partant, une plus grande aptitude à la « récidive vaccinale.

« Dans notre pratique, nous considérons les cicatrices « les plus nombreuses, les mieux accentuées, les plus pro- « fondes, comme le témoignage le plus certain du plus « haut degré d'aptitude vaccino-variolique.

« Les faits nous ont démontré que les cicatrices les moins « nombreuses, les moins bien accentuées, les cicatrices « douteuses sont la démonstration d'une faible aptitude « pour la vaccine, et, par conséquent, pour la petite vérole. »

Dans ce même travail, et à l'appui de notre doctrine, nous donnions un tableau statistique de 1,451 revaccinations, dans lequel se trouvaient consignés le nombre et la beauté des cicatrices de chaque revacciné.

On y voit le nombre des succès augmenter progressivement en raison directe du nombre et de la beauté des cicatrices de première vaccine, dans chacune des catégories de revaccinés.

Des résultats aussi importants, aussi inattendus, appelaient une large vérification. Nous sollicitions, à cette même époque, l'attention de nos confrères vaccinateurs et surtout de l'Académie de médecine, ce juge souverain auprès du corps médical, dans les questions d'hygiène publique, sur une question d'un si grand intérêt pour la science et plus particulièrement pour la propagation de la vaccine, ce grand bienfait de l'humanité.

Le premier confrère qui a répondu à notre pressant appel de 1856 est M. le docteur Pecco, de Turin, *membre du conseil supérieur militaire de santé.*

Il nous écrivait, à la date de l'année 1859, qu'à la réception de nos *Études sur la Revaccination*, qu'à l'énoncé de notre *nouvelle* doctrine, ses collègues de l'Académie de médecine de Chambéry avaient souri d'incrédulité. Mais il ajoutait que, sous l'influence de notre expérience, frappé par la lecture des faits invoqués et par la logique de nos inductions, il avait voulu s'en rendre compte par lui-même; et qu'à ces fins, il avait revacciné le premier régiment des grenadiers de la Sardaigne.

Dans son rapport officiel (Turin, 1859) au ministre de la guerre d'Italie, qu'il a bien voulu nous adresser, M. le docteur Pecco s'exprime en ces termes :

« Un distingué revaccinateur français, M. le docteur
« Lalagade, publie, — *Études sur la Revaccination*, Albi,
« 1856, — une doctrine *nouvelle* sur les cicatrices vacci-
« nales. Il veut établir que les cicatrices les plus nom-
« breuses, les mieux accentuées, sont le témoignage des
« plus grandes aptitudes vaccino-varioliques, et que ces

« grandes aptitudes sont les plus sujettes à la récidive. Il « donne à l'appui un tableau statistique de 1,451 revacci- « nations. »

M. le docteur Pecco s'y déclare partisan de notre doctrine. Il raconte que, « dans le premier régiment des gre- « nadiers de Sardaigne, ceux qui étaient inscrits comme « offrant des cicatrices nombreuses et bien distinctes d'une « vaccination antérieure, furent précisément ceux qui don- « nèrent les meilleurs résultats. »

« Ce fait remarquable », ajoute ce savant docteur (p. 20), « concorde complètement avec l'opinion du revaccinateur « français, qui a cru pouvoir établir, contrairement à « l'opinion généralement admise par les médecins, que les « cicatrices les plus nombreuses, les mieux accentuées, « étaient la preuve la plus certaine de la récidive vaccino- « variolique. »

Depuis 1856, époque à laquelle nous avons fait connaître au corps médical notre doctrine sur les cicatrices vaccinales, nous avons continué d'enregistrer, avec un soin tout particulier, un très grand nombre d'observations qui, toutes, ont donné et donnent, chaque jour, une irréfutable confirmation de notre manière de voir.

Tous les faits concordent, avec une précision mathématique, pour cette conclusion rigoureuse :

Plus la première vaccine a été belle et active, plus les cicatrices ont été nombreuses, larges et profondes, et plus le vacciné a de l'aptitude pour la vaccine et pour la petite vérole, son équivalent : et plus aussi il a de l'aptitude pour les récidives vaccino-varioliques.

Dans notre longue et laborieuse pratique de la revaccination, nous avons constaté un fait important, qui découle, d'ailleurs, tout naturellement, de notre doctrine sur la valeur des cicatrices vaccinales.

Dans les vaccinations supplémentaires, nous notons, dans la catégorie des grandes aptitudes vaccino-varioliques, comme dans la première vaccine, un plus grand nombre de boutons, des boutons de vaccine plus irréprochables, plus tard des cicatrices plus profondes, indélébiles, tandis que, dans la deuxième catégorie, où nous classons *de minima* les aptitudes vaccino-varioliques, nous notons des boutons moins nombreux, moins accentués, moins beaux, et, plus tard, des cicatrices peu profondes, peu apparentes, et qui, souvent, disparaissent entièrement, de manière qu'on ne retrouve plus les traces caractéristiques des boutons de vaccine supplémentaire.

C'est la prédisposition naturelle de l'organisme pour la maladie variolique.

Dans les premiers moments de la vaccination, n'importe le nombre des boutons de vaccine, tout le monde est préservé par elle. Mais on ne peut connaître, *à priori*, la durée de la préservation. Une seule vaccination, une seule revaccination ne suffisent pas pour donner toujours, il s'en faut, une sécurité complète, pour toute leur vie, à des individus qui ont une aptitude *insatiable*, si nous pouvons nous exprimer ainsi, pour l'infection vaccino-variolique.

Les vaccinations, les revaccinations les plus actives, les plus belles sont souvent, comme les varioles les plus confluentes, le témoignage le plus certain des aptitudes les plus grandes aux récidives vaccino-varioliques. Nous pourrions en citer ici de nombreux exemples, recueillis dans notre longue pratique vaccinale.

Aujourd'hui, quand nous revaccinons un groupe de vaccinés, et après avoir inspecté le nombre et la valeur des cicatrices d'un chacun, nous donnons d'après notre opinion doctrinale les probabilités du résultat de chacune de nos opérations.

Les exceptions confirment la règle de nos prévisions.

On peut donc affirmer, suivant les probabilités : que le vacciné qui a reçu six piqûres et ne porte qu'une *seule* cicatrice, que des cicatrices peu accentuées, que des cicatrices douteuses, démontre le *minimum* d'aptitude vaccino-variolique ;

Que le vacciné, qui, sur six piqûres, porte six belles cicatrices, bien développées, accentue le *maximum* d'aptitude pour la petite vérole et par suite pour la vaccine supplémentaire.

Cette loi, que nous formulons sur les organisations vaccino-varioliques, est basée sur la logique des faits, elle est infaillible. D'ailleurs, elle est en harmonie avec une loi générale de la nature, qui dit : « Plus une organisation a des dispositions, a de l'aptitude pour une maladie, plus elle est sujette à la récidive de cette même maladie. »

Et nous disons : les grandes aptitudes vaccino-varioliques usent plus vite, si nous pouvons nous exprimer ainsi, la préservation que les aptitudes vaccinales d'un degré inférieur.

Nous croyons parfaitement inutile d'énumérer ici tous les succès moindres, les insuccès, que nous avons constatés dans les revaccinations opérées chez les sujets porteurs d'un petit nombre de cicatrices peu développées, de cicatrices douteuses. Ces derniers résultats, minutieusement notés, sont la conséquence naturelle, logique, des faits observés dans la première catégorie de nos revaccinés.

Un autre fait important de nos observations, et qui démontre, aussi bien ou même mieux que le nombre, la profondeur des cicatrices, notre doctrine sur la nécessité plus grande de revacciner les grandes aptitudes vaccino-varioliques, ce sont les nombreux succès obtenus chez les anciens varioleux, même chez les anciens vaccinés varioleux...

Dans notre troisième tableau, — *Études sur la revaccination*, — on constate 18 succès sur 84 revaccinations chez des sujets portant des traces de petite vérole antécédente.

Depuis 1856 jusqu'à aujourd'hui, nous constatons, dans nos cahiers de clinique vaccinale, un plus grand nombre, relativement, de résultats affirmatifs chez d'anciens varioleux, et notre étude porte sur 380 revaccinés varioleux. Nous nous contenterons de mentionner une seule revaccination de 10 sujets, anciens varioleux. Sur 10 revaccinés de cette catégorie, nous avons enregistré 7 succès ! !

C'est là une deuxième et toute-puissante démonstration en faveur de notre doctrine, que nous pouvons appeler : *axiome pratique*...

Nous avons demandé à tous nos confrères, médecins de l'armée, qu'il nous a été donné de connaître, s'ils n'avaient point observé, dans leurs revaccinations annuelles des jeunes soldats, que la vaccine supplémentaire donnait souvent des résultats affirmatifs chez les anciens varioleux. Tous nous ont répondu qu'ils avaient constaté cette particularité, qui les avait beaucoup étonnés.

La science et la pratique vaccinales doivent tenir un grand compte des observations de MM. les Médecins militaires, qui, en dehors de leurs aptitudes généralement très intelligentes, ont des moyens de contrôle mathématiques, qu'il est souvent bien difficile sinon impossible d'avoir dans la pratique civile.

En 1882, nous causions avec nos honorables confrères du 143e de ligne, en garnison à Albi, MM. les docteurs Reuille, médecin-major de première classe, et Cluzan, major de deuxième classe, de notre doctrine, au sujet des aptitudes plus grandes chez les sujets porteurs de nombreuses et belles cicatrices, chez les anciens varioleux. Nos savants confrères, partageant complètement nos idées sur cette question, ajoutaient : « Nos observations concordent avec « les faits que vous citez, et plus particulièrement dans « notre revaccination de novembre et décembre 1881, nous « avons noté que les plus nombreuses et les plus belles « cicatrices donnaient les succès les plus nombreux. Quant « aux anciens varioleux, sur 3 revaccinations, nous avons « obtenu 2 magnifiques succès. »

Tout dernièrement, 14 novembre 1886, notre très digne confrère M. le docteur Reuille a bien voulu, sur notre prière, confirmer l'opinion qu'il avait émise devant nous, en 1882, sur la valeur des cicatrices vaccinales. De plus, il a ajouté : « En 1872-1873, j'ai observé, sur une grande échelle, pendant les revaccinations générales prescrites par le ministre de la guerre, sur l'avis du conseil de santé de l'armée, que les cicatrices les plus belles, les plus nombreuses, donnaient les résultats les plus beaux, les plus caractéristiques. Depuis cette époque, mes observations n'ont fait que corroborer ce point de doctrine, qui est pour moi inattaquable. »

Ce témoignage, que nous invoquons en faveur de la thèse que nous soutenons, a une grande valeur pour nous, et il doit être pris en grande considération par le corps médical, lorsqu'il est donné par un confrère aussi intelligent et qui a une si longue expérience de la revaccination militaire.

Nous pourrions encore invoquer en faveur de notre thèse une observation pratique recueillie dans nos nombreuses expériences : le virus vaccin pris sur de beaux boutons bien accentués, irréprochables, toujours développés à côté de nombreuses et belles cicatrices de première vaccine, ou pris sur de beaux boutons développés à côté des stigmates d'anciens varioleux, inoculé à des sujets non vaccinés, à des revaccinés, à d'anciens varioleux, est aussi actif que le vaccin recueilli sur de jeunes vaccinés, que le vaccin d'enfant. Il doit en être ainsi : le vacciné, l'ancien varioleux, qui rentrent dans la réceptivité *complète* pour la vaccine, pour la petite vérole, reproduisent, naturellement, revaccinés, dans la plénitude de sa vertu génératrice, le virus vaccin comme dans la première vaccination. (Voir nos *Études théoriques et expérimentales sur le vaccin d'enfant et de revacciné*, Albi, 1858.)

Nous nous contentons de donner, ici, les conclusions de notre publication :

« 1° Le microscope et l'analyse chimique *aident* à prou-
« ver l'identité du virus vaccin recueilli, en temps oppor-
« tun, sur un bouton *irréprochable* de revacciné, avec le
« virus vaccin pris sur un bouton d'enfant;

« 2° L'observation constate que le virus vaccin *pris* à ces
« deux sources produit les mêmes effets immédiats, soit
« locaux, soit généraux, chez les enfants, chez les adultes,
« chez les revaccinés. Ce fait donne les plus *grandes pro-*
« *babilités* sur l'identité des propriétés préservatives des
« deux vaccins ;

« 3° L'expérience directe faite sur les vaccinés avec le
« vaccin supplémentaire, par inoculation du vaccin d'en-
« fant, par inoculation variolique, l'observation en temps
« ordinaire, en temps d'épidémie, donnent la certitude
« matérielle que le vaccin de *revacciné* est aussi préserva-
« teur que le vaccin d'enfant;

« 4° De toutes ces prémices, il découle tout naturelle-
« ment la conclusion suprême que l'on *peut* employer, à
« volonté, le virus vaccin de vaccine secondaire et dans les
« vaccinations et dans les revaccinations ; que l'on peut et
« que l'on *doit* l'utiliser, en temps d'épidémie de petite
« vérole, dans les revaccinations de l'armée, des écoles, des
« établissements publics, quand on n'a pas à sa disposition

« du virus vaccin d'enfant, avec tout autant de confiance « que si l'on opérait avec du virus vaccin de première vac- « cine. »

La question de la pratique vaccinale avec le virus vaccin de revacciné a une très haute importance, et nous croyons utile d'entrer ici dans quelques détails :

Dans les *épidémies* de petite vérole, on est souvent obligé d'y avoir recours, faute de virus vaccin d'enfant. Car on a à pratiquer beaucoup de vaccinations, beaucoup de revaccinations, et quelquefois pendant des années entières, dans certaines *épidémies*.

Dans les revaccinations réglementaires de l'armée, on n'emploie bien souvent le virus vaccin d'enfant que chez les premiers sujets, et on continue les revaccinations avec le vaccin pris sur ces derniers, faute d'enfant vaccinifère, ou bien aussi, quelquefois, parce que MM. les Médecins militaires ont appris, par expérience, à avoir confiance entière dans le virus vaccin supplémentaire.

Dans les opérations vaccinales avec le vaccin de revacciné, il faut, plus minutieusement encore, si nous pouvons nous exprimer ainsi, ne choisir que les pustules les plus irréprochables, ne prendre sur la pustule que le virus vaccin pur, sans aucun mélange.

Le choix attentif du vaccinifère et surtout l'inoculation du vaccin pur, *seuls*, peuvent et doivent donner toute satisfaction, toute confiance à la sollicitude la plus scrupuleuse des médecins vaccinateurs, au sujet de la transmission de certaines maladies par la vaccine.

Aujourd'hui, comme dans notre publication de 1856, et plus instamment, nous faisons un appel à MM. les Vaccinateurs, et plus particulièrement à l'Académie de médecine ; nous appelons leur attention sur l'importance toute spéciale de cette question. Que la science, que la pratique fassent des expériences, recueillent des observations sur les effets immédiats, sur les résultats de préservation variolique du virus vaccin de revacciné, comparés avec les résultats du vaccin d'enfant, afin que l'on puisse juger définitivement, pour le corps médical, la doctrine que nous proclamons, et que nous basons uniquement sur les faits nombreux que nous avons recueillis dans notre pratique.

Nous cédons au désir d'invoquer, une deuxième fois, l'opinion de M. le docteur Pecco. Nos premières satisfactions confraternelles sur nos doctrines, sur le virus vaccin de revacciné et sur les cicatrices vaccinales, nous sont venues d'Italie. — Notre savant confrère nous écrivait de Turin, le 25 mars 1859 : « ... La question que vous traitez « dans vos *Études théoriques et pratiques sur le vaccin d'en-« fant, de revacciné*, avec la puissante logique des faits et « des expériences, est vraiment, comme vous le dites, de « la plus haute importance, et intéresse, peut-être plus que « les autres, les médecins militaires, qui, n'ayant jamais « à leur disposition une suffisante quantité de virus vaccin « d'enfant, doivent souvent se servir de celui de revacciné.

« Par conséquent, je me propose, si vous voulez bien me « le permettre, de faire connaître, aussitôt que je le pour-« rai, à mes collègues de l'armée piémontaise, et par le

« moyen de notre journal de médecine militaire, le résul-
« tat de vos études à ce propos. »

Généralement, MM. les Médecins de l'armée obtiennent de bons résultats avec le virus vaccin de revacciné.

Nos honorables confrères de l'armée MM. les docteurs Reuille et Cluzan, dont nous invoquions plus haut l'opinion au sujet de notre doctrine sur les cicatrices vaccinales, opinion à laquelle nous ajoutons une grande valeur, nous affirmaient, avec la même autorité, que, dans leurs très nombreuses revaccinations, ils se trouvaient très bien de l'emploi du virus vaccin de revacciné.

Nous sommes heureux, dans l'intérêt de la propagation de la revaccination, de constater ici que l'éminent rédacteur de *la jeune Mère*, M. le docteur Brochard, était le partisan et le défenseur de notre doctrine sur l'importante question des cicatrices de première vaccine.

Notre honorable et bien regretté confrère écrivait, en effet, dans cet estimable journal :

« Voici comment s'exprime le docteur Lalagade :

« L'aptitude plus prononcée à la vaccine, certifiée par
« le nombre et le développement des pustules, dénote, sui-
« vant nos observations, une plus grande aptitude vario-
« lique, et, partant, une plus grande facilité à la récidive
« vaccinale.

« Dans notre pratique, nous considérons les cicatrices
« les plus nombreuses, les mieux accentuées, comme le
« témoignage le plus certain du plus haut degré d'aptitude
« à la vaccination ou à l'imprégnation variolique. »

« Que les mères méditent ces paroles, qui expriment également ma manière de voir, et qu'elles ne se fient jamais sur le nombre et sur la beauté des cicatrices vaccinales que portent leurs enfants, pour ne pas les faire revacciner. Ce serait, on le voit, une grande imprudence. »

Depuis 1856 jusqu'à aujourd'hui, nous avons poursuivi notre expérimentation sur la valeur du nombre, de la beauté et de l'accentuation des cicatrices vaccinales. Nous avons noté, dans les cahiers de nos observations vaccinales, 11,048 revaccinations, avec le témoignage des cicatrices de la première vaccine, et nous avons constaté les mêmes résultats, à des différences minimes, que sur notre tableau de 1,451 revaccinations, qui se trouve consigné dans nos *Études sur la Revaccination* (1856).

Dans le rapport présenté à M. le Ministre de l'agriculture et du commerce par l'Académie de médecine, sur les revaccinations pratiquées en France pendant l'année 1878, il est parlé pour la première fois, pages 7, 8 et 9, de notre doctrine sur l'importance et la valeur des cicatrices de première vaccine, publiée en 1856.

Il y est fait mention des observations de MM. Pecco et Pugibet, observations qui confirment, d'une manière absolue, les nombreux faits constatés par nous déjà depuis longtemps.

En 1878, nous avions eu la bonne fortune de lier d'excellentes relations confraternelles avec M. le docteur Pugibet, médecin aide-major de 1re classe au 83e régiment de ligne, en garnison à Albi. Nous l'avions souvent entretenu de notre doctrine sur la valeur et l'importance des cicatrices vaccinales, pour pressentir les divers degrés d'aptitude aux récidives vaccino-varioliques. Il voulut bien, en novembre et décembre de la même année, noter avec un soin scrupuleux toutes les cicatrices constatées et les boutons obtenus sur chaque revacciné et sur 417 militaires.

Les résultats contrôlés furent remarquables en faveur de notre doctrine.

Notre savant confrère adressa le tableau de cette revaccination, accompagné d'un excellent mémoire, à l'Académie de médecine, qui le proposa à M. le Ministre de l'agriculture et du commerce pour le prix le plus élevé qui soit accordé comme récompense à MM. les Vaccinateurs. Mais ce corps savant, dans sa haute et prudente juridiction médicale, a pensé qu'avant d'admettre définitivement notre doctrine, il fallait d'autres expériences, des faits plus nombreux. *(Séance de l'Académie de Médecine du 18 mai 1880).*

Nous l'avons déjà dit plus haut : depuis 1856, époque à laquelle nous avons publié nos *Études sur la Revaccination*, études dans lesquelles nous avons fait connaître notre nouvelle doctrine sur les cicatrices vaccinales, nous n'avons cessé de poursuivre nos observations sur cette très importante question.

Nos expériences ont été favorisées par un très grand nombre de revaccinations que nous avons opérées.

Ainsi, en 1870, lors d'une épidémie de petite vérole, qui a régné à Albi et qui a sévi dans toutes les parties de la France, nous avons opéré, cette même année, soit dans la garnison, soit chez les nombreux militaires de passage, soit dans les établissements publics, dans les différents quartiers de la ville ou dans notre cabinet, plus de six mille revaccinations. Grâce à cette mesure préventive, généralisée, grâce aussi au concours dévoué de nos confrères, nous avons adouci, enrayé le fléau qui était si meurtrier dans les départements limitrophes.

A dater de cette époque, notre population, qui avait été saisie par les magnifiques résultats obtenus par cette opération préventive, n'a cessé d'accepter et même de demander la revaccination.

Ainsi, sous l'influence des craintes bien légitimes que causaient à notre ville les épidémies de petite vérole qui ont sévi dans les départements limitrophes, l'Hérault, la Haute-Garonne, l'Aude, l'Aveyron, en 1883, nous avons opéré un très grand nombre de revaccinations, qui nous ont préservés de la petite vérole dont nous étions menacés.

Nous sommes heureux de pouvoir affirmer ici que, depuis 1870, nous n'avons eu, dans notre bonne ville d'Albi, que quelques cas isolés de petite vérole. Quand quelques petites véroles, par importation, sont venues nous surprendre, nous avons établi dans les familles, dans le quartier où un ou deux cas étaient signalés, un cordon préservatif, un cordon vaccinal, et toujours le virus infectant de la petite vérole, faute d'aliment, s'est promptement éteint.

Ainsi dernièrement, pour ne citer qu'un cas, au mois de septembre 1886, nous avons arrêté, sur place, l'imminence d'une contagion variolique, d'importation limitrophe.

Une dame de Montauban, Madame Lucie D..., était venue en visite dans une famille amie, chez M. Victor V...; quelques jours après son arrivée, nous fûmes appelé pour lui donner nos soins; elle était atteinte de variole confluente; elle avait contracté le germe de cette affreuse maladie à Montauban, en visitant des enfants varioleux.

Le 7 et le 14 septembre, nous revaccinions tous les membres des familles Victor V... et Jean B..., tout le personnel de cette maison importante de notre ville et plusieurs personnes du quartier.

Nul cas de petite vérole ne s'est produit.

Ajoutons que nous ne connaissons point dans notre pays un *seul* cas de mort variolique depuis 1870 !

Nous pourrions dire aussi, avec une vive satisfaction, que nous ne connaissons pas une ville aussi vaccinée, aussi revaccinée que la ville d'Albi.

A l'appel de l'Académie de médecine adressé à tous les vaccinateurs, appel formulé et adopté dans sa séance du 18 mai 1880, nous répondons aujourd'hui, en lui apportant, ainsi qu'à tous nos confrères, un nouveau et riche contingent d'observations recueillies et enregistrées, depuis 1856, dans nos archives vaccinales.

Nous mettons sous les yeux de nos lecteurs, et sans aucun commentaire, les deux tableaux suivants, qui sont la démonstration pratique de notre doctrine sur les cicatrices vaccinales :

PREMIER TABLEAU

Revaccinations avec le nombre des cicatrices d'une première vaccine

CICATRICES antérieures.	SUCCÈS complets.	EFFLORESCENCES vaccinales.	RÉSULTATS négatifs et fausses vaccines.	TOTAL des revaccinés.	SUCCÈS complets proportionnels.
1	101	113	567	781	13 0/0
2	152	109	623	884	17 0/0
3	288	117	1025	1430	20 0/0
4	669	249	1535	2453	27 0/0
5	829	232	1627	2688	31 0/0
6	1048	276	1221	2518	41 0/0
7	46	21	25	92	50 0/0
8	87	19	66	172	51 0/0
Totaux.	3220	1136	6692	11048	29 0/0

DEUXIÈME TABLEAU

Revaccinations chez des sujets portant des traces de petite vérole antérieure

Succès complets	251
Efflorescences vaccinales	43
Résultats négatifs et fausses vaccines	88
Total des revaccinés	385
Succès complets proportionnels	66 0/0

A nos lecteurs, il appartient de déduire, à leur tour, des deux tableaux, les conclusions pratiques qui en découlent tout naturellement....

Dans notre bien modeste travail d'aujourd'hui, nous poursuivons un double but : celui de faire savoir à nos lecteurs, à tous les vaccinateurs, et surtout à ceux de nos confrères qui ne partagent point notre opinion, que nos expériences incessantes sur toutes les questions qui intéressent la pratique vaccinale continuent de démontrer que le nombre, la beauté des cicatrices de première vaccine témoignent en faveur d'une aptitude plus grande de ces vaccinés aux récidives vaccino-varioliques, d'où découlent tout naturellement l'utilité, *la nécessité* plus grande de la revaccination chez eux que chez les vaccinés porteurs d'un petit nombre de cicatrices, de cicatrices moins bien accentuées ; et de démontrer que le virus vaccin, recueilli sur des boutons irréprochables de revacciné, donne des résultats excellents.

Notre deuxième but est d'appeler, comme nous l'avons fait dans nos publications de 1856, de 1858, et d'une manière plus pressante, l'attention de tous nos confrères, l'intervention plus compétente de MM. les Vaccinateurs, et plus particulièrement de l'Académie de médecine, du comité consultatif d'hygiène publique de France et du conseil de santé des armées, sur ces deux importantes questions.

Nos convictions sont profondes, inébranlables, attendu qu'elles reposent sur un grand nombre d'observations personnelles, consciencieusement et longuement contrôlées. C'est notre loi à nous...

Mais nous avons toujours pensé, avec l'indépendance de notre caractère, avec notre déférence pour les opinions qui ne sont pas les nôtres, que les faits recueillis et les mieux constatés par un *seul* observateur et même par plusieurs observateurs *isolés* ne pouvaient être une doctrine, une loi pour *tous*...

Notre seule et bien légitime ambition, en ce moment comme toujours, est d'être utile, pendant toute notre vie médicale, à la propagation de la vaccine, de la revaccination, ce grand, cet admirable bienfait de l'humanité.

Pour nous, la propagation de la vaccine est la meilleure, la plus sûre et la plus utile de toutes les pratiques médicales. Aussi, tant que Dieu nous prêtera vie, nous continuerons à faire tous nos plus grands efforts pour la répandre au sein de nos populations.

En terminant, nous croyons devoir renouveler le vœu que nous avons émis plusieurs fois, et en particulier dans trois de nos publications : *Études sur la Revaccination* (Paris, 1856), *la Vaccine et la petite Vérole dans le département du Tarn en 1870 et 1871* (Albi, 1872) et *Études sur la nécessité d'une loi qui rendrait la Vaccination et la Revaccination obligatoires en France* (Albi, 1881), que nos Assemblées législatives fassent, le plus tôt possible, une loi qui, comme dans la libérale et positive Angleterre, rende la vaccination chez les enfants et la revaccination chez les adultes obligatoires en France.

Utile à chacun, utile à tous, cette loi est d'une nécessité urgente, dans l'intérêt de la santé publique.

Albi, le 28 décembre 1886.

PUBLICATIONS ANTÉCÉDENTES DU MÊME AUTEUR

SUR LA VACCINE

1° **Circulaire à MM. les Vaccinateurs du département du Tarn sur un nouveau procédé de conservation du Virus Vaccin** (1854).

2° **Brochure sur un nouveau procédé de conservation du Virus Vaccin** (1855).

3° **Etudes sur la Revaccination** (1856).

4° **Etudes théoriques et expérimentales sur le Vaccin d'enfant et de revacciné** (1858).

5° **Etudes théoriques et expérimentales sur l'action de la Vaccine chez l'homme** (1860).

6° **Rapport sur la Vaccine dans le département du Tarn, de 1850 à 1861** (4 novembre 1861).

7° **La Vaccine et la Petite Vérole dans le département du Tarn, dans les années 1870 et 1871** (1er avril 1872).

8° **Etudes sur la Vaccine** (1881) :

Quelles sont les époques de l'année les plus favorables à la Vaccine ?

Quel est l'âge où il est plus opportun, où il est nécessaire de vacciner ?

Nécessité d'une loi qui rendrait la Vaccination, la Revaccination obligatoires en France.

ALBI, imprimerie Henri Amalric.

www.ingramcontent.com/pod-product-compliance
Lightning Source LLC
LaVergne TN
LVHW050504160826
845677LV00003B/931

* 9 7 8 2 3 2 9 6 6 0 0 7 3 *